AF500932

Coste.

Mémoire sur le Traitement

DU

CHOLÉRA-MORBUS.

MÉMOIRE

SUR LE TRAITEMENT

DU

CHOLÉRA-MORBUS,

OBSERVÉ EN ANGLETERRE ET EN ÉCOSSE,

PAR MM. LES DOCTEURS COSTE ET LOWENHAYN.

PARIS, LE 18 AVRIL 1832.

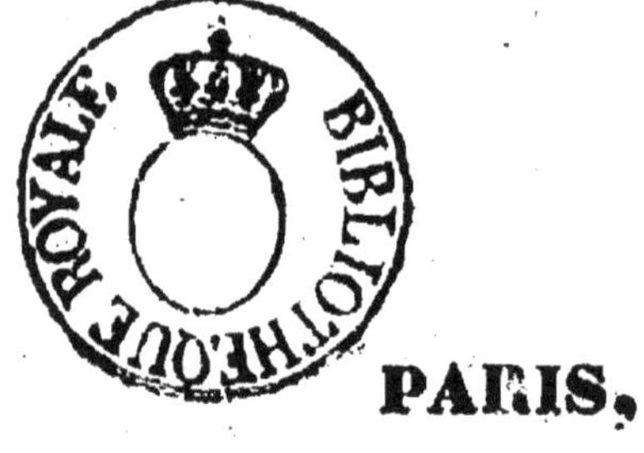

PARIS,

IMPRIMERIE D'ÉVERAT,

RUE DU CADRAN, N. 16.

1832.

MÉMOIRE

SUR LE TRAITEMENT DU CHOLÉRA-MORBUS,

OBSERVÉ EN ANGLETERRE ET EN ÉCOSSE,

PAR MM. LES DOCTEURS COSTE ET LOWENHAYN.

Lorsqu'une maladie nouvelle, ou dont la nature et le siége sont inconnus, aborde des climats qu'elle avait jusque-là respectés, les praticiens, réduits *à la médecine des symptômes*, c'est-à-dire à ce que l'empirisme a de plus aveugle, sont exposés à multiplier eux-mêmes les victimes que frappe le fléau qu'ils ont à combattre. L'abaissement de la température du corps, la faiblesse ou l'effacement du pouls, par exemple, peuvent les conduire logiquement aux méthodes excitantes, pendant qu'une inflammation grave, s'accomplissant au sein d'un organe important, réclame, d'une manière urgente, l'application énergique des méthodes les plus opposées à celles que les symptômes désignent. Qui ne sait, en effet, tout ce que l'empirisme produirait de funeste si, lorsqu'il s'agit d'arrêter la marche d'une pneumonie, d'une gastrite, d'une péritonnite aigüe, etc., on se dirigeait, au mépris de ce que la physiologie et l'anatomie pathologique nous enseignent, d'après les signes extérieurs qui sont la manifestation de ces maladies. Ce sont des réflexions de cette espèce qui nous paraissent ne pas avoir assez fixé l'attention des praticiens, depuis qu'en présence d'un fléau terrible, qui des bords du Gange est venu épouvanter l'Europe et sévir d'une manière démesurée sur la nation la plus civilisée du monde, ils sont appelés à remplir une pénible mais glorieuse mission. Faudra-t-il donc épuiser tous les moyens que l'expérience a désavoués, avant de recourir à ceux qu'elle sanctionne? La France serait-elle condamnée à ne voir se réaliser dans son sein les utiles leçons puisées chez les voisins, que lorsque le mal aurait décimé la plus grande partie de sa population ! La conviction profonde dont elles nous ont pénétrés, nous impose un devoir, et nous allons le remplir. En prenant la plume, nous n'avons d'autre ambition que celle de faire adopter par ceux qui peuvent les pratiquer, des vérités basées sur les faits nombreux que nous avons observés en Angleterre et en Écosse, et dont nous avons obtenu les plus grands succès depuis notre retour dans la capitale. Puisse notre voix être assez puissante pour épargner de grands regrets !....

C'est un traitement rationel que nous proposons de substituer à l'empirisme aveugle. Ce traitement repose sur les bases fournies par l'anatomie pathologique, et dont l'expérience a démontré la solidité. Il faut donc, pour apprécier à leur juste valeur les moyens généralement mis en usage, et ceux que nous proposons, donner un exposé sommaire des lésions anatomiques que les cholériques présentent. C'est ce que nous allons faire en peu de mots :

De nombreuses autopsies pratiquées en Angleterre, en Ecosse, en Allemagne, en France, sur des cadavres de cholériques, ont donné pour résultats constans les lésions anatomiques dont voici le sommaire :

Altération ou inflammation dans le centre et les ganglions du nerf grand-sympathique ;

Souvent injection ou inflammation dans les enveloppes et dans la substance du système cerebro-spinal ;

Assez souvent, épanchement séreux renfermé dans les enveloppes de la moelle épinière ou dans les ventricules du cerveau ;

Fort souvent, injection, inflammation ou même ramollissement de la membrane muqueuse de l'estomac, de l'intestin grêle et quelquefois du gros intestin, suivant la durée de la maladie et suivant les altérations préexistantes dans l'une ou l'autre section du tube alimentaire ;

Ces altérations sont quelquefois partagées par le péritoine ;

Le système veineux constamment gorgé de

sang noir et peu fluide : le système artériel au contraire presque toujours vide;

La vésicule du fiel presque toujours remplie de bile naturelle, mais qui ne parvient pas dans le duodenum à cause de la contraction des conduits biliaires qui se conserve souvent jusqu'après la mort;

La vessie toujours vide, contractée et dure.

Ces résultats généraux sont de nature à ne laisser aucun doute sur l'origine inflammatoire de la maladie. Il ne s'agit point ici de théories ou d'hypothèses plus ou moins probables, mais de faits que tous les observateurs de bonne foi, et qui n'ont que l'amour de la vérité pour mobile, peuvent facilement constater. Ces lésions qui s'accomplissent au centre de la vie végétative ne peuvent manquer d'amener promptement les désordres les plus graves, et sont seules capables de rendre compte de la succession rapide des symptômes auxquels les malades sont en proie, et que nous allons exposer.

PRODROMES DE LA MALADIE.

L'invasion du choléra-morbus n'est malheureusement pas toujours précédée par des prodromes que nous allons indiquer, mais le plus souvent ils l'annoncent, et consistent en une douleur sourde dans la région épigastrique, des borborigmes, une diarrhée plus ou moins bilieuse; la bile disparaît graduellement et à mesure que les évacuations se répètent; une élévation de la température de la peau, une plénitude et mollesse du pouls, et enfin en une faiblesse générale.

INVASION DE LA MALADIE.

Soit que le choléra paraisse *abrupto*, soit que les prodromes l'annoncent, il est toujours caractérisé par les symptômes suivans: Diarrhée séreuse sans aucune trace de bile, vomissemens d'une matière de la même nature. La matière des vomissemens et celle des déjections ont la plus grande ressemblance, à cause des flocons blancs qu'elles contiennent, avec l'eau de *riz* ou de *gruau*. La douleur de la région épigastrique devient plus vive et souvent intolérable. La sécrétion de l'urine cesse, des crampes se manifestent dans les membres et s'étendent à tout le corps, le pouls s'efface et devient bientôt insensible au poignet, aux malléoles et ensuite aux carotides. La température du corps s'abaisse, la peau devient froide et livide, les mains bleues, corruguées, les yeux enfoncés, cernés et donnant à la physionomie une expression toute particulière. La voix est souvent rauque et spéciale. La langue devient blanchâtre et froide, et, dans une époque plus avancée, la colonne d'air expirée est aussi également froide.

Cela posé, passons en revue les diverses méthodes de traitement généralement admises, et voyons si elles reposent sur quelque base solide.

MEDECINE INTERNE.

OPIUM.

Avant d'entrer en matière, il ne sera pas inutile de considérer l'effet qu'exerce ce médicament sur l'organisme, afin de pouvoir mieux juger de ce qu'on peut attendre de son emploi dans la maladie qui nous occupe.

Tous les médicamens qui appartiennent à la classe des narcotiques se distinguent, par leur action spéciale, sur le cerveau et sur le système nerveux en général, et leur action tend à affaiblir ou même à détruire l'activité des fonctions de ces organes. Les phénomènes que l'opium, administré *à haute dose*, produit sur l'économie animale sont de trois ordres : les premiers résultent de son action locale sur les nerfs de l'estomac; les seconds, de l'absorption du médicament et de son influence prodigieuse sur le cerveau et sur le cœur; les troisièmes dépendent de son action sur la peau.

Aussitôt que l'opium, administré *à grande dose*, entre en contact avec les nerfs de l'estomac, les battemens du cœur deviennent accélérés, les fonctions cérébrales plus vives, la force musculaire augmente, les mouvemens sont plus faciles; mais cet état cède en peu d'instans à un sentiment de *lourdeur*, d'abattement et d'ivresse; les facultés intellectuelles diminuent ainsi que la vivacité et la force musculaire; le pouls est plein, mou. Quelque temps après, ces phénomènes s'effacent, et une diaphorése, accompagnée de démangeaison à la peau, leur succède.

Administré *à plus petite dose*, l'opium produit seulement un léger affaiblissement de l'action cérébrale, une mollesse du pouls, et un calme général qui finit par le sommeil.

Administré *à très-faible dose*, il ne parait point agir sur la circulation du sang ni s[illegible] les facultés intellectuelles, et on ne peut observer qu'une action purement locale exercée sur les nerfs de l'estomac, en diminuant leur sensibilité et leur irritabilité.

L'opium doit donc être employé généralement dans toutes les maladies caractérisées par une exaltation de sensibilité ou d'irritabilité nerveuse, dans les maladies accompagnées de douleurs violentes, et principalement dans les diarrhées chroniques, les brûlures, les fractures qui font éprouver aux malades des douleurs très-vives. En un mot, il est employé avec succès dans tous les cas où il s'agit de diminuer la sensibilité nerveuse ou les facultés intellectuelles; mais son usage est rigoureusement contre-indiqué toutes les fois que la faiblesse du malade est grande, dans les inflammations internes aiguës, et surtout dans tous les cas où il y a une congestion de sang à la tête; et c'est là la raison pour laquelle on ne doit jamais l'employer à l'époque de la dentition, et pour laquelle son administration doit être maniée avec le plus grand ménagement dans toutes les époques du développement de l'organisme.

Appliquons maintenant ces principes à l'usage de ce remède dans le choléra asiatique:

il en résultera que, dans la période d'invasion, il est non-seulement non indiqué, mais qu'il doit être sévèrement proscrit.

L'opium est contre-indiqué,

1° Par la grande faiblesse, par la prostration extrême des forces des cholériques;

2° Par les congestions au cerveau, à la moelle épinière, etc.;

3° Par l'inflammation qu'on rencontre souvent dans ces organes, ainsi que dans le tube alimentaire;

4° Par l'inflammation du centre du nerf ganglionnaire;

5° Par l'action déprimante qu'il exerce sur la vie du système nerveux.

Mais si l'opium est contre-indiqué dans la période d'invasion, il n'en est pas de même dans les prodromes, alors qu'il n'existe que la diarrhée bilieuse, la douleur épigastrique, et que la maladie consiste seulement encore dans une simple irritation des nerfs. En effet, employé à très-faible dose, il peut arrêter la diarrhée, constiper à cause de la propriété qu'il possède d'affaiblir l'irritation et la sensibilité des nerfs de l'estomac, et cette propriété, il la doit à son action bornée, dans ce cas, à un effet local. Nous reviendrons plus tard sur ce point.

DES EXCITANS EN GÉNÉRAL.

L'administration des stimulans, excitans, comme le poivre d'Inde, l'éther, le punch, le thé, les boissons chaudes; le camphre, etc., etc., etc., est toujours fâcheuse dans le choléra. En effet, un excitant introduit dans l'estomac dont l'action est exaltée, irritée à l'excès, dont la membrane muqueuse est injectée, enflammée, ne peut manquer d'ajouter aux besoins qui existent déjà, et d'aggraver d'une manière terrible l'état des malades qui subissent son influence.

Quelle peut donc être l'indication qu'on se propose de remplir? de stimuler pour relever les forces? Mais la faiblesse n'est qu'un symptôme, et non la cause prochaine de la maladie. Si on ne combat pas la cause, qu'a-t-on à espérer du traitement d'un symptôme quelconque? Il n'en résulterait peut-être pas un grand mal si l'estomac était moins affecté ; mais celui d'un cholérique étant pour le moins très-irrité, les stimulans conduisent certainement au tombeau.

Tout ce que nous venons de dire contre les excitans s'applique aux émétiques, calomel, etc., etc.

MOYENS D'ÉCHAUFFER LES MALADES.

Parmi les symptômes qui ont le plus fixé l'attention des praticiens, il en est un surtout qui les a fortement préoccupés, c'est l'abaissement de la température du corps des malades. Pour chercher à la rétablir, on a épuisé, mais en vain, les moyens les plus ingénieux. On a inventé des boîtes à vapeur, à eau chaude; on a appliqué des bouteilles remplies d'eau chaude qu'on adaptait à la forme de presque toutes les parties du corps; on a administré des lavemens d'eau chaude, des boissons chaudes, uniquement dans l'intention de réchauffer les malades. Mais quelle est l'indication qui peut légitimer une semblable méthode? La surface du corps est froide, glacée, et l'on cherche à la réchauffer. Cependant ce n'est pas le calorique qui manque au malade, car il en a trop dans les organes enflammées, dans les parties irritées. C'est sa division inégale, sa concentration dans un seul point, qui est fâcheuse, et ce n'est pas en portant dans les parties froides le calorique d'un autre corps qu'on peut atteindre le but qu'on se propose. Au contraire, on augmentera la chaleur concentrée dans les parties internes à mesure que la surface absorbera le calorique du corps étranger. L'inégalité n'en existera pas moins, et le danger deviendra plus éminent. Nous répondrons mieux à cette indication en établissant une irritation générale sur toute la surface du corps par des frictions sèches.

TRAITEMENT.

Le traitement que nous allons proposer possède tous les avantages d'un traitement rationnel fondé sur l'anatomie pathologique. Nous l'avons mis en usage pendant notre séjour en Angleterre et en Écosse avec le plus grand succès.

DU TRAITEMENT DES PRODROMES.

Dans les prodromes il n'existe qu'une sensation de *lourdeur*, une oppression, une légère douleur à l'épigastre et une diarrhée simple; il n'y a pas encore d'inflammation, la sensibilité n'est pas excessive; les forces de l'organisme ne sont pas encore supprimées. Alors l'opium, administré à faible dose, exerce une influence calmante sur les nerfs de l'estomac, en supprime l'exaltation commençante, met un terme à la diarrhée, et triomphe presque toujours de la maladie.

Mais il ne faut pas oublier que c'est à faible dose qu'il doit être administré, et qu'il vaut beaucoup mieux les répéter souvent que de les exagérer. Ainsi une potion, avec huit ou dix gouttes de laudanum (*Tinct. opi. simpl.*), répétée chaque deux ou trois heures, suivant l'intensité des symptômes, suffit pour atteindre le but qu'on se propose. Malheureusement le médecin n'est souvent appelé que lorsque la maladie a fait quelques progrès, et alors le temps propice pour l'emploi de l'opium a disparu.

INVASION.

Lorsque la maladie est établie, la douleur à l'épigastre devient plus sensible, la faiblesse de la circulation et du système musculaire très-apparente; les déjections séreuses se manifestent, les crampes s'établissent, la surface du corps est glacée, le pouls s'efface, etc., etc. Les autopsies démontrent qu'il existe alors un engorgement de sang veineux dans le cerveau, dans la moelle épinière; des traces d'une congestion, d'une inflammation dans la membrane muqueuse du tube alimentaire, dans le péritoine, dans le système du grand sympathique. De semblables altérations ne permettent pas d'hésiter un instant sur le parti à prendre, et l'expérience a prouvé qu'une large saignée peut sauver le malade le plus désespéré. Quoi! la prostration des forces, la faiblesse du pouls nous empêcheraient d'avoir recours aux émissions sanguines? mais ce sont elles, au contraire, qui nous en fournissent l'indication, car la prostration des forces, la faiblesse du pouls, ne sont autre chose que le résultat de la réplétion de certains organes, occasionée par une inflammation aiguë. Aussi voit-on le pouls se relever, les forces reparaître dès qu'une quantité de sang veineux, dont les vaisseaux sont gorgés, s'est écoulée. Qu'on ne soit seulement pas timide, et que la décision soit prompte. Il pourra arriver quelquefois que les heureux effets d'une première saignée soient insuffisans, mais alors il ne faudra pas craindre d'avoir de nouveau recours à elle, et même d'en aider l'influence par l'application de sangsues à l'épigastre. Ce dernier moyen devra être réservé pour les cas où la douleur de cette région se présentera avec intensité.

Les émissions sanguines étant pratiquées, il reste encore une autre indication à remplir. Elle consiste à donner une autre tendance à l'action exaltée des nerfs, qui persiste fort souvent encore (comme nous le voyons dans des maladies analogues) lorsque la cause qui l'a produite a cessé d'exister. On arrive à ce résultat par l'application du fer rouge, dont l'influence transporte l'activité des parties internes à l'extérieur, où il provoque une inflammation, une escarre et une suppuration. Cette puissante dérivation ne doit être pratiquée qu'après la saignée, et seulement dans l'état de collapsus avancé. Elle agit, dans ce cas, comme dérivatif et comme stimulant. C'est une véritable révolution qu'elle produit dans le système nerveux, et à l'avantage du malade. On peut multiplier et varier les dérivations à mesure que des symptômes alarmans en indiquent le besoin.

La troisième indication que l'état de collapsus nous commande de remplir, est de chercher à rétablir l'équilibre du calorique dans l'organisme. Les meilleurs moyens, pour parvenir à ce but, sont des frictions sèches pratiquées à la surface du corps et principalement aux extrémités.

En développant ainsi du calorique à la circonférence, on délivre les parties internes de l'excès qu'elles contiennent, et l'on décide le mouvement excentrique, qu'on a tant d'intérêt à réaliser.

Enfin, lorsqu'on est parvenu à soustraire le malade aux dangers du choléra, une réaction fébrile sert de transition à l'état de santé. Il s'agit alors d'une maladie ordinaire, dans laquelle on doit se diriger d'après la thérapeutique des fièvres continues simples qui nécessitent souvent des saignées locales et même l'emploi de la glace à l'intérieur.

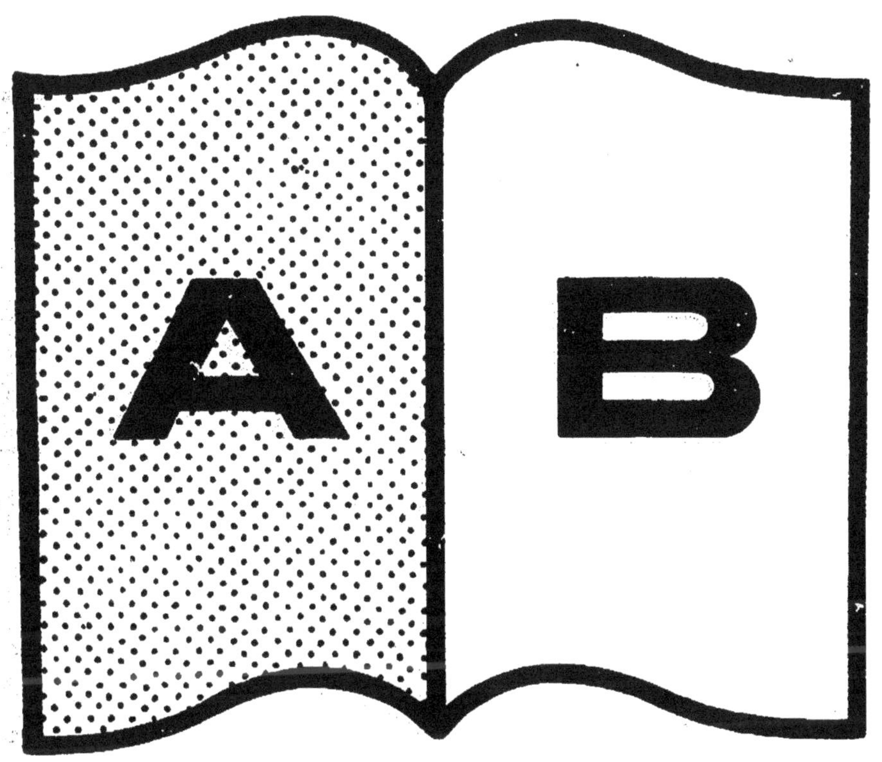

Contraste insuffisant

NF Z 43-120-14

www.ingramcontent.com/pod-product-compliance
Ingram Content Group UK Ltd.
Pitfield, Milton Keynes, MK11 3LW, UK
UKHW012310240726
13966UKWH00005B/1781